TABLE DES MATIÈRES

INTRODUCTION

Ce livre est un guide pratique et théorique ayant pour but de vous permettre de perdre du gras efficacement et surtout **sans compter vos calories** !

Il a été écrit afin de vous **faciliter le processus de perte de poids** car il est vrai que le fait de compter le nombre de calories que vous consommez quotidiennement peut prendre du temps, être ennuyant et pas toujours facile du fait des aliments divers et variés que vous choisissez…

Ce guide n'est pas un des régimes rapides, temporaires et souvent voués à l'échec après quelques semaines (où vous reprenez vos kilos), mais plutôt **un plan alimentaire sain** et pratique favorisant **la perdre de graisse définitive** sur le long terme.

Il vous apportera des connaissances indispensables pour mieux gérer votre alimentation et faciliter la combustion des graisses tout en évitant d'avoir faim tout au long de la journée.

THÉORIE RAPIDE DE LA PERTE DE GRAISSE

Tout d'abord, sachez que votre corps nécessite une certaine quantité d'énergie pour rester en vie et assurer les fonctions vitales de votre organisme. Pour cela, il brûle donc quotidiennement un certain de nombre de calories via deux sources d'approvisionnement :

> La nourriture que vous consommez,

> Ses réserves d'énergie à partir des graisses et des muscles.

La quantité de calories brûlée pour assurer le bon fonctionnement de votre organisme se nomme le « taux métabolique basal » ou le « métabolisme de base ».

Notez maintenant que si votre corps a de l'énergie disponible grâce au repas que vous venez juste de manger, il n'a pas besoin (à ce moment-là) d'aller puiser dans ses réserves d'énergie et notamment dans la graisse car vous lui donnez beaucoup plus de calories qu'il en a besoin. Par exemple, vous mangez un repas de 600 calories en 15 minutes alors que votre corps n'a seulement brûlé que 90 calories (à la fin du repas). Que fera-t-il avec les calories restantes ? Une grande partie d'entre elles sera malheureusement transformée puis stockée en graisse car la différence entre la consommation et le besoin en calories est trop grande, ce qui engendre une sécrétion élevée d'insuline (hormone de stockage de la graisse).

Néanmoins, après avoir digéré votre repas et stocké une partie de l'excès calorique en graisse corporelle, votre corps se retrouve à court d'énergie. Il va alors devoir aller puiser dans ses réserves de graisse pour continuer à fonctionner de manière optimale.
Cela veut donc dire que votre organisme stocke et brûle constamment de la graisse tout au long de la journée. En effet, grossièrement, vous stockez de la graisse principalement lors des repas puis la brulez (en puisant dans les réserves) une fois que la digestion et l'utilisation de l'énergie issue de l'alimentation sont terminées.

Sachant cela, si vous fournissez à votre corps un peu moins d'énergie qu'il n'en a besoin au quotidien, la quantité de graisse qu'il stocke lors de vos repas sera alors inférieure à la quantité de graisse qu'il brûle dans vos réserves. Vous perdrez donc logiquement du gras car :

GRAISSE STOCKEE < GRAISSE BRULEE

<u>CONCLUSION</u> : La quantité d'énergie (c.-à-d. de calories) que nous consommons est donc ce qui détermine la prise ou la perte de gras. Si vous consommez plus de calories que votre corps en brûle (excès calorique) : vous favorisez le stockage des graisses. Cependant, si vous consommez **moins de calories que votre corps en brûle** (déficit calorique) : vous favorisez l'utilisation et la combustion des graisses dans vos réserves.

Ceci étant dit,

Voici **6 POINTS CLÉS** afin de s'assurer d'être en **déficit calorique** et de **bruler du gras**

SANS COMPTER VOS CALORIES.

LES 6 POINTS CLÉS

POUR RÉUSSIR

EN TOUTE SIMPLICITÉ

1. Augmentez votre consommation de protéines

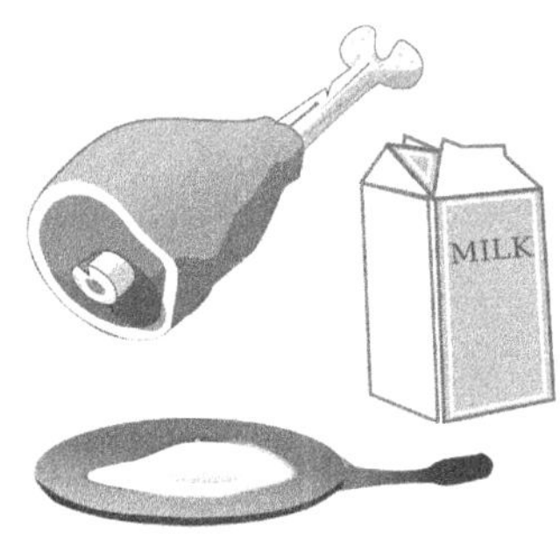

Vous voulez perdre du poids ? Alors les protéines doivent être au centre de votre alimentation et incluses dans chaque repas ! En effet, les études scientifiques ont confirmé que les régimes riches en protéines entraînent une perte de graisse plus importante que ceux à faible teneur en protéines [1].

Voici les principales raisons :

- **Les protéines stimulent le métabolisme plus que tout autre macronutriment** [2, 3, 4]. La digestion des protéines est plus longue que celle des lipides ou des glucides, ce qui permet donc de brûler plus de calories lors du processus [3]. En effet, environ 25-35% de l'énergie présente dans l'aliment sont utilisés pour digérer et métaboliser les protéines, par opposition à 10-15% pour les glucides et seulement 3-5% pour les lipides. Cela signifie qu'en mangeant un repas riche en protéines, non seulement vous brulerez plus de calorie pour le digérer mais il n'y aura également plus beaucoup d'énergie à utiliser pour le stockage des graisses contrairement à l'ingestion de glucides ou lipides.

- **Les protéines entrainent le sentiment de satiété** [5]. Cela contribue donc à réduire votre apport calorique quotidien grâce à une diminution significative de la faim. D'ailleurs, une étude a démontré que l'augmentation de 30% de l'apport en protéines a engendré une diminution automatique de 441 calories par jour [6]. De nombreuses autres études confirment également les effets bénéfiques de l'augmentation des protéines dans votre alimentation [1, 7, 8, 9].

- **Les protéines favorisent le développement de votre masse musculaire** [10], notamment si vous vous entrainez en soulevant des poids. Sachez que cela vous aidera à perdre du gras car le tissu musculaire est métaboliquement actif, ce qui signifie que votre muscle brûle des calories même au repos (à savoir 13 calories par kilos de masse musculaire par jour) [11]. Donc logiquement, plus votre masse musculaire est élevée, plus vous brulerez des calories supplémentaires.

2. Réduisez votre consommation de glucides

Avant tout, sachez que ce n'est pas directement les glucides qui entrainent la prise de poids, mais bien l'excès calorique (comme précisé précédemment). Or de nos jours, la plupart des gens abusent des glucides, ce qui engendre un montant calorique total trop élevé pour perdre du poids et favorise donc le stockage de graisse.

Ajouté à cela, les glucides n'entrainent pas de sensation de satiété [12] et peuvent même, si on ne contrôle pas leur quantité, engendrer des pics d'insuline élevés provoquant le processus de stockage du gras. Par conséquent, **la restriction de l'apport en glucides** est un moyen très efficace pour réduire l'apport calorique total journalier et **faciliter la perte de gras**.

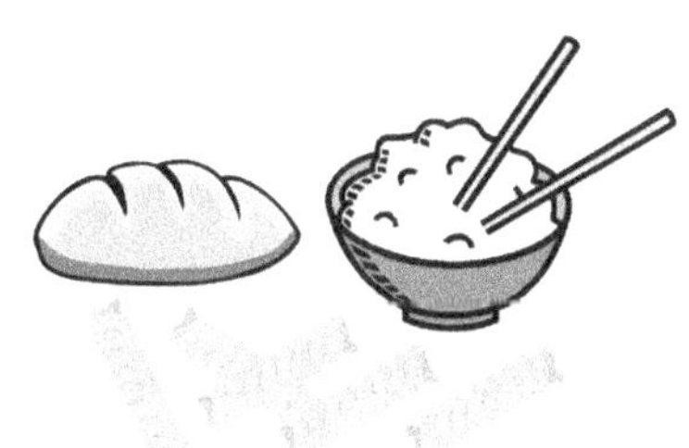

D'ailleurs, une étude a divisé 53 femmes en surpoids en deux groupes pendant une durée de 6 mois [13]. Le premier groupe respectait une alimentation faible en glucides tandis que le deuxième groupe une alimentation faible en matière grasse. Après 6 mois, les femmes du groupe à faible teneur en glucides ont perdu deux fois plus de poids que le groupe à faible teneur en matière grasse [13].

Cela rejoint donc les nombreuses études démontrant que les personnes suivant une alimentation faible en glucides **consomment automatiquement moins de calories** et perdent du gras beaucoup plus facilement [13, 14].

Sachez alors que pour diminuer la quantité de glucides de votre alimentation, la meilleure façon est de réduire la consommation de féculents (comme le pain, les pâtes, les pommes de terre... etc.) et de favoriser les glucides simples issus des fruits et légumes. Si vous faites cela, votre apport glucidique sera entre **100 et 150 grammes par jour**, ce qui permettra non seulement de garder vos calories sous contrôle (en respectant un déficit calorique), mais également de réduire vos niveaux d'insuline dans le sang [15] ainsi que les ballonnements [16].

3. Incluez des aliments riches en fibre dans vos repas

Beaucoup d'études ont prouvé que les personnes optant pour des aliments riches en fibres et à faible densité calorique perdent du poids plus efficacement [17, 18]. En effet, ces aliments permettent de **se sentir plus rassasié avec moins de calories** [18]. Cela est donc une bonne alternative pour manger sainement tout en remplissant votre estomac et éviter les fringales, notamment en consommant des aliments à teneur élevée en eau (ex: tomates, concombre, laitue, poire, brocoli, melon, aubergine, fraise, radis, betterave...).

D'ailleurs, les résultats d'une étude scientifique [19] ont illustré que les femmes en surpoids ayant consommé de la soupe riche en fibres et à faible densité calorique ont perdu 50% plus de poids que les femmes ayant consommé une collation (snack) ayant la même quantité (et non densité) de calorie. Cela confirme les effets bénéfiques des aliments à faible densité calorique, et notamment des **légumes qui sont généralement riches en fibres solubles** et qui favorisent la perte de poids [20].

Un autre avantage des fibres solubles est qu'elles sont soumises, lors de leur arrivée dans le côlon, à un processus de fermentation partielle ou complète qui engendre une libération d'acides gras à chaînes courtes (appelés les butyrates) qui jouent un rôle important dans la régulation et la perte de poids [21].

Pour conclure, les fruits et légumes riches en fibres et à faible densité calorique sont **absolument à inclure dans votre alimentation riche en protéines** pour maximiser la perte de gras tout en contrôlant votre faim.

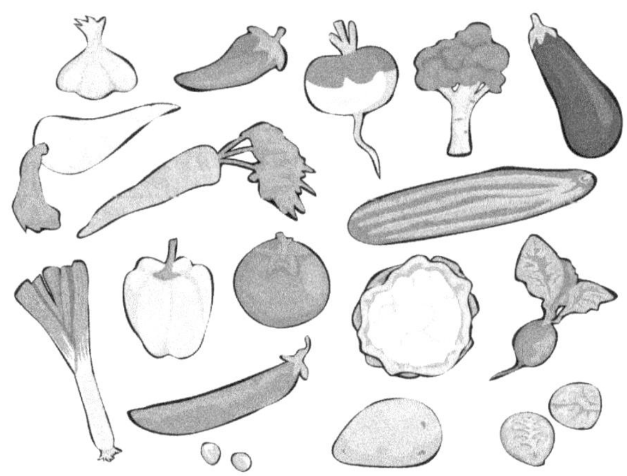

4. Mangez plusieurs petits repas et collations par jour

Vous vous demandez peut-être : Comment puis-je maigrir si je mange régulièrement tout au long de la journée ? Sachez que la perte de gras est **très fortement** corrélée à la gestion quotidienne de votre taux de sucre/glucides. En effet, si vous mangez seulement 2 à 3 repas par jour, votre consommation de sucre/glucides sera probablement trop élevée lors de chaque repas, et donc votre corps stockera le surplus de sucre en graisse corporelle via la sécrétion de l'hormone nommée « insuline ».

Ajouté à cela, si la durée entre les différents repas est trop longue et que vous n'avez pas mangé depuis plusieurs heures, votre taux de sucre sera très bas et votre organisme passera alors en état de « famine » ou « faim ». Par conséquent, face à cet état de « famine » où votre corps est en manque de sucre, votre organisme réagit automatiquement en conservant son énergie. En d'autres termes, votre corps ne brûlera pas du gras (par précaution) car il ne sait pas quand est-ce que sera votre prochain repas.

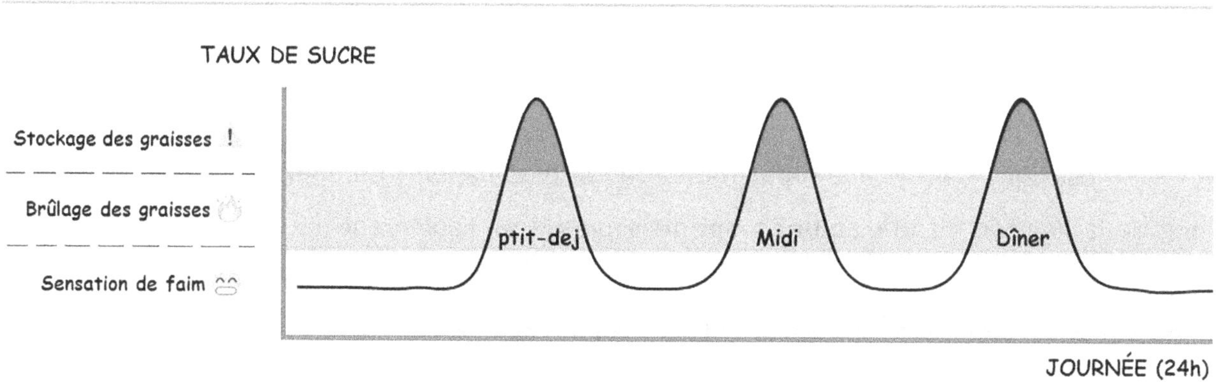

Ne manger que 2-3 fois par jour équivaut à dépenser (dans le meilleur des cas) juste un quart de votre temps dans la zone de combustion/brûlage des graisses (orange sur le graph).
➔ Pour perdre du gras, il est primordial de passer **beaucoup plus de temps dans cette zone** et **évitez le stockage des graisses** en régulant vos apports de sucre/glucides.

Il est donc important de savoir que perdre du gras consiste à **gérer votre taux de sucre** et à garder votre métabolisme dans **un état permanent de combustion des graisses**.

Pour cela, l'objectif est de maintenir votre taux de sucre constant tout au long de la journée en **mangeant toutes les 3 à 4 heures** des repas ou collations adéquats ne stimulant pas intensément vos taux de sucre et d'insuline. De ce fait, vous garderez votre métabolisme dans **un état permanent de brûlage/combustion des graisses** (excepté lors de votre sommeil) comme le montre le graphique ci-dessous.

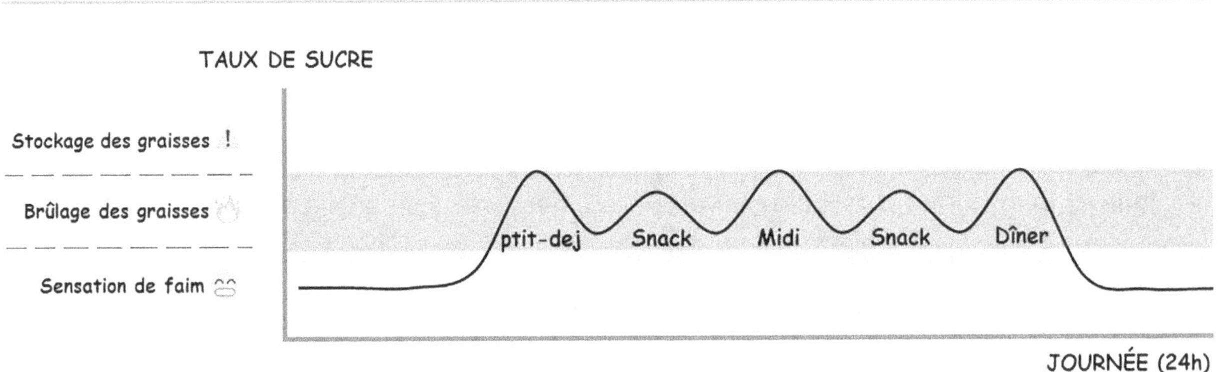

Manger fréquemment de petits repas permet en effet de garder votre taux de sucre (et donc d'insuline) plus stable et vous permet alors de rester dans la zone de combustion/brûlage des graisses **une grande partie de la journée.**

Il est donc clair qu'une **répartition adéquate** de l'apport en énergie/nourriture tout au long de la journée est **une solution optimale** pour, non seulement pour **gérer votre faim** en consommant des collations entre les repas, mais aussi pour réguler votre niveau de sucre et d'insuline dans une zone optimale pour la **perte de gras**.

5. Pratiquez une activité physique régulière

Bien que respecter un régime alimentaire sain et équilibré puisse vous aider (dans un premier temps) à perdre du gras, la pratique d'une activité physique régulière est **la clé pour le long terme**. En effet, cette activité physique régulière va maintenir votre métabolisme élevé et actif pour **optimiser la combustion des graisses**. Néanmoins, maintenir un déficit calorique sans pratiquer une activité physique (et notamment du renforcement musculaire) engendrera forcément une perte de masse musculaire. Or, la **masse musculaire est importante dans le processus de perte de gras** [22] en augmentant la dépense calorique au repos [23] et en améliorant votre capacité à effectuer des entrainements/activités de plus en plus intenses et efficaces au fil du temps.

Ajouté à cela, le fait de faire du sport régulièrement **facilitera la création d'un déficit calorique** (et donc la perte de gras), et ce, même sans compter vos calories.

Pratiquez donc une activité physique **qui vous plaît** et soyez **régulier/consistant** afin de l'intégrer dans votre mode de vie et d'en tirer tous les bénéfices (perte de gras, meilleure santé, moins de stress, amusement...etc.).

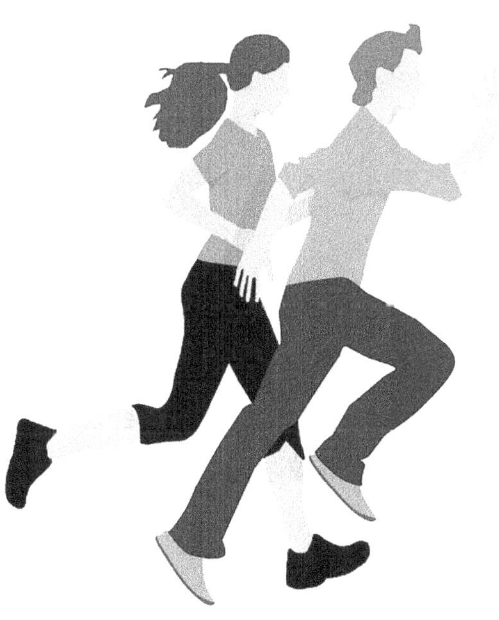

6. Restez motivé et appréciez vos efforts

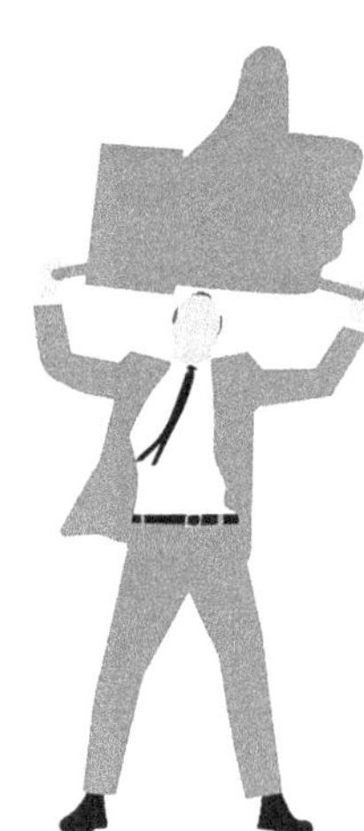

Pour parvenir à « sauter le pas » et accomplir les actions qui vont vous amener à perdre du gras, il faut réussir à vous motiver puis à **garder cette motivation** suffisamment longtemps pour atteindre vos objectifs. C'est pour cela qu'apprécier le processus, c'est-à-dire votre changement/rééquilibrage alimentaire, est indispensable car cela influence directement sur votre motivation. N'êtes-vous pas plus motivé(e) de faire quelque chose qui vous plaît ? Voici donc quelques astuces pour booster votre motivation et apprécier ce changement :

➢ **Gardez en tête et visualiser vos objectifs.**
Quand vous aurez une baisse de motivation, rappelez-vous vos objectifs et pourquoi vous faîtes cela. Pensez à ce que vous souhaitez accomplir pour vous-même et à tous les bénéfices.

➢ **Comprendre que ce n'est que le début qui est difficile**.
En réalité, toute la difficulté est dans le changement, le déclic. D'ailleurs, après quelques semaines, vous serez certainement content(e) et fier(e) de s'être bougé et d'apercevoir les premiers résultats.

➢ **Célébrez vos résultats.**
Rien de mieux pour vous « rebooster » que de célébrer à votre manière vos kilos perdus pour relâcher la pression et repartir du bon pied. Attention cependant à ne pas abuser sur la nourriture et l'alcool car cela pourrait être contre-productif.

➢ **Partagez votre expérience.**
Choisissez des amis, des membres de votre famille ou même les réseaux sociaux pour partager et soutenir votre changement. De ce fait, lorsque vous serez confronté à la tentation, que vous vous sentirez découragé ou aurez envie d'abandonner, leurs encouragements vous aideront à surmonter les épreuves et à rester sur la bonne voie.

ASTUCES PRATIQUES POUR OPTIMISER LE PROCESSUS

❖ **Mangez dans de petites assiettes pour « tromper » votre cerveau**

Non, ce n'est pas une blague… Les études scientifiques ont bien démontré que le fait de manger dans des assiettes plus petites **nous amène à nous servir de plus petites portions** de nourriture due à une puissante illusion d'optique appelée "Delboeuf Illusion" qui nous fait penser que les choses sont plus grandes dans des récipients plus petits (et inversement) [24].

D'ailleurs, la recherche a également prouvé que nous pouvons « duper » notre cerveau dépendamment du choix de la taille du récipient dont lequel nous mangeons [24, 25]. En effet, si vous mettez une petite quantité de nourriture dans une grande assiette, vous allez inconsciemment en rajouter car votre cerveau « voit » et pense que c'est peu.

Cependant, si vous mettez la même quantité dans **une petite assiette**, votre cerveau pensera que c'est une **portion suffisante voire grande**. Par conséquent, le sentiment de plénitude/satiété sera alors plus facile à atteindre et vous serez moins tenté de rajouter de la nourriture ou de vous en resservir [24, 25].

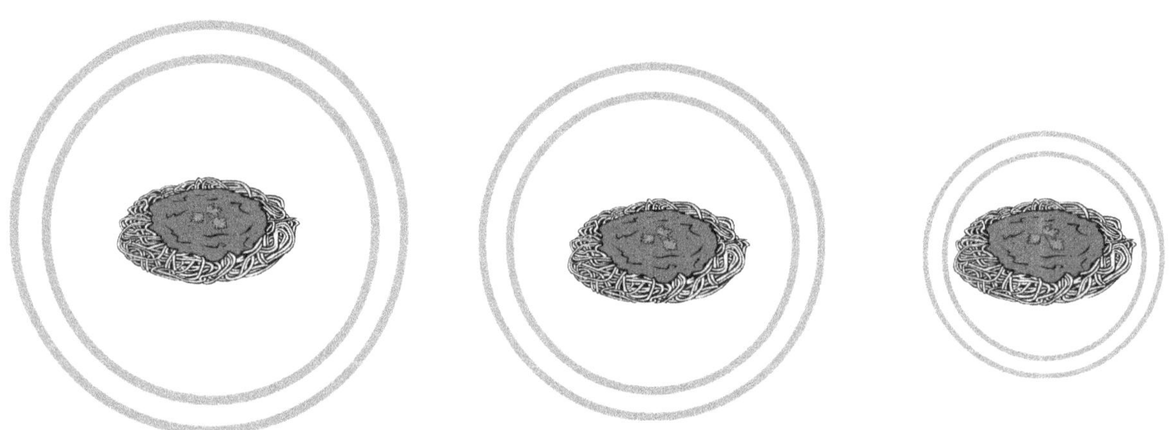

<u>Voici un exemple :</u>

Ici, il y a la même quantité de nourriture

❖ Buvez de l'eau régulièrement

Les études scientifiques ont démontré que boire de l'eau régulièrement est un moyen efficace **d'augmenter le sentiment de satiété** [26].
En effet, boire juste deux verres d'eau avant un repas suffit à créer cette sensation de plénitude qui vous aidera **inconsciemment à réduire quotidiennement votre apport calorique total**.

Ajouté à cela, il a également été prouvé que l'augmentation de la consommation d'eau **accélère votre métabolisme de base** [27] et permet donc de **brûler quelques calories** supplémentaires.

Les scientifiques ont effectivement constaté qu'après avoir consommé environ deux verres d'eau, votre métabolisme s'accroît lors des 10 minutes suivantes et atteint une élévation maximale après 30-40 minutes environ. Cela s'explique par le fait que votre corps doit réchauffer l'eau pour maintenir une température corporelle constante qui se situe entre 36,1 et 37,8 °C. Sachez néanmoins que boire une eau très froide n'engendrera pas un plus grand « boost » et que **les liquides salés annuleraient cette accélération métabolique** [28].

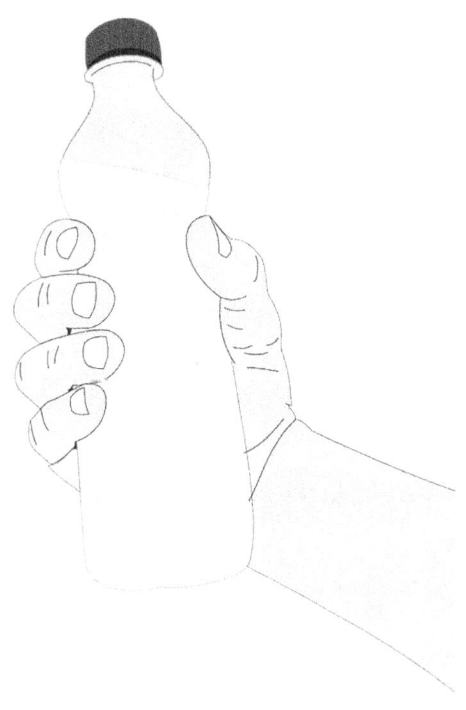

❖ **Délaissez les friandises et sodas**

Une des façons les plus simples de perdre du gras sans compter vos calories est de **supprimer les produits ultra-transformés** avec de hautes quantités inutiles de sucre ajouté (biscuits, sodas, friandises au chocolat, bonbons...etc.). Ces glucides simples sont quasiment **exempts de nutriments** (d'où la définition de «calories vides») et **provoquent des fringales** en augmentant votre appétit (ce qui signifie que vous risquez de trop manger). De plus, ces aliments très denses en calories et en sucres vont provoquer des « pics » ou sécrétions importantes d'insuline, ce qui engendrera le stockage de graisse. Or, comme on l'a vu précédemment, il est **crucial de limiter votre apport en sucre** pour stabiliser vos niveaux d'insuline et perdre du gras en **restant dans la zone de combustion/brûlage des graisses**.

Remplacez donc les biscuits/friandises par des aliments réels (comme des fruits et/ou légumes) et les sodas par de l'eau, du thé non aromatisé ou du café noir (sans sucre bien sûr). Ces changements augmenteront votre satiété et vous aideront à perdre **définitivement** du gras.

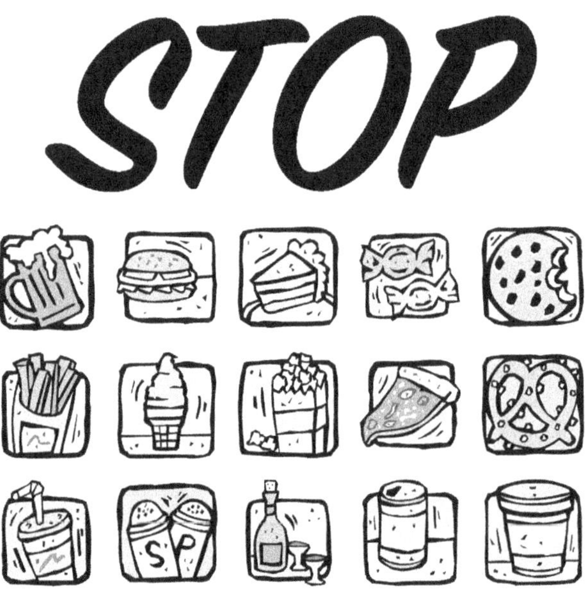

❖ Cuisinez vous-même et faîtes de jolis plats

La préparation de vos propres repas signifie que vous contrôlez **TOUT** : la quantité, la qualité et le choix des ingrédients, la méthode de cuisson, les additifs… etc. De ce fait, vous savez **exactement ce que vous mangez** et en quelle quantité. Il est par conséquent beaucoup plus facile de **réguler votre faim/vos repas** tout au long de la journée en respectant un déficit calorique quotidien.

D'ailleurs, les études démontrent que le fait de cuisiner régulièrement ses propres repas à domicile est associé à une **alimentation plus saine** [29, 30] ainsi qu'à une **diminution du taux de matière grasse** [30]. En effet, les personnes qui mangent des plats « faits maison » plus de cinq fois par semaine consommeraient 62,3g de fruits et 97,8g de légumes supplémentaires par jour comparativement à celles qui cuisinent moins de trois fois par semaine [30]. Il est alors logique que la consommation plus fréquente de repas maison ait été associée à une plus grande probabilité d'avoir un pourcentage normal de graisse corporelle [30].

Ajouté à cela, passer du temps à décorer votre assiette de nourriture pour qu'elle soit esthétiquement belle peut vous apporter des bénéfices à long terme. Effectivement, en plus de vous faire gagner du soutien et de la notoriété sur les réseaux sociaux, cela peut vous aider à remplir vos assiettes avec des légumes frais et plus colorés. Vous serez donc **plus susceptible de respecter une alimentation variée et équilibrée** favorisant la perte de graisse corporelle.

Pour ceux d'entre vous qui ne dorment pas beaucoup, sachez que le manque de sommeil entraine des **effets négatifs sur la perte de poids** !

En effet, de nombreuses études scientifiques ont conclu que le manque de sommeil altère la perdre de poids/du gras [31-34]. Par exemple, les résultats d'une étude [32] ont démontré qu'en réduisant la durée du sommeil de 8,5h à 5,5h par nuit, **l'efficacité d'un régime** (et donc de la perte de gras) **est diminuée de 55%** : ce qui est ÉNORME ! De plus, une autre étude a également prouvé que la réduction de 4h de sommeil **diminuait les niveaux de leptine** (hormone de satiété) et **augmentait les niveaux de ghréline** (hormone de l'appétit) après justes 2 nuits consécutives de manque de sommeil [31].

Ces études, parmi d'autres [33, 34], confirment donc que dormir peu **augmenterait l'appétit** et **réduirait l'oxydation des graisses** (processus d'utilisation/brûlage du gras pour produire de l'énergie). Veillez alors à **dormir 7-9h par nuit** pour éviter de compromettre votre perte de gras et pour réduire votre appétit ainsi que vos fringales durant la journée.

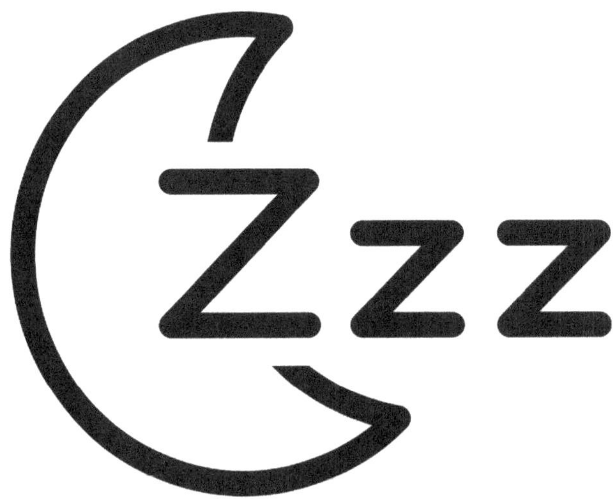

❖ Réduisez votre stress au maximum

Avez-vous remarqué que les personnes stressées ont tendance à manger/grignoter davantage ? Cela est dû à la sécrétion d'une hormone nommée « **cortisol** » induite par le stress.

En effet, les études scientifiques [35, 36] ont démontré que lorsque vous êtes sous pression/tension (physiquement ou mentalement), votre corps sécrète cette hormone de stress (le cortisol) qui **favorise le stockage de la graisse** et **augmente votre appétit** (et donc votre envie de manger) même si votre estomac est rempli.

Par conséquent, vous devez absolument rester calme/positif et réguler votre stress au maximum via des **stratégies qui vous conviennent et vous plaisent** (relaxation, yoga, sport, activités en famille...) afin d'éviter des comportements pouvant compromettre votre régime/perte de gras (grignotages, manque de sommeil, dépression, manque de motivation...etc.).

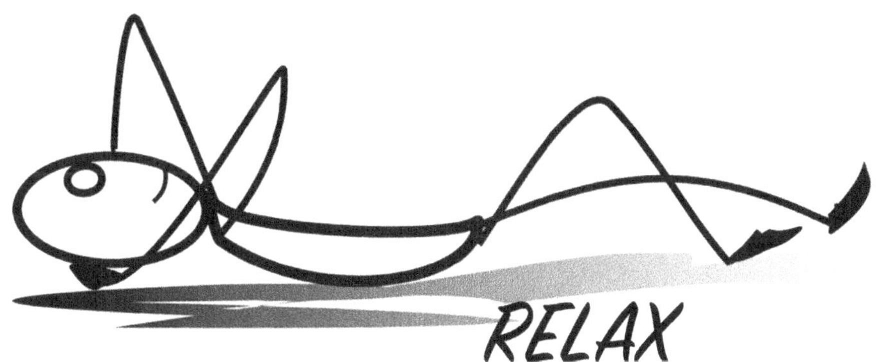

APPLICATION CONCRÈTE
DU PLAN ALIMENTAIRE

MAINTENANT, IL EST TEMPS D'AGIR !

- **Description / règles**

En respectant les recommandations énumérées précédemment dans le paragraphe « LES 6 POINTS CLÉS POUR RÉUSSIR », le plan alimentaire dure 90 jours (3 mois) et se compose de 5 repas quotidiens : petit-déjeuner – snack – déjeuner – snack – dîner.

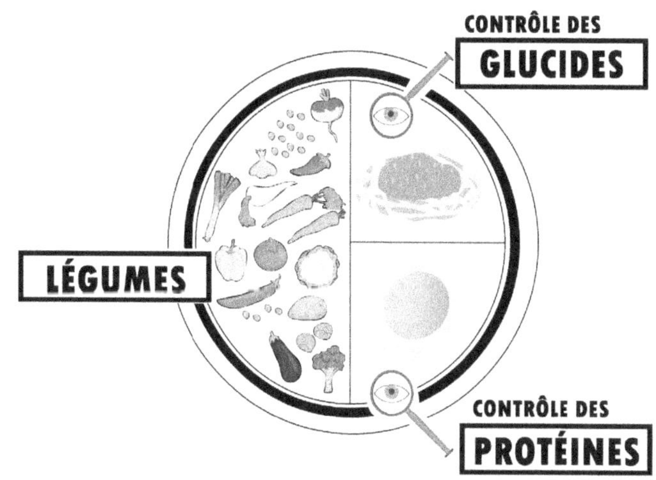

Il n'est pas nécessaire de compter vos calories, vous devez juste **contrôler** votre consommation quotidienne de glucides et de protéines. En effet, ce plan alimentaire se divise en 3 phases (de 30 jours) où la consommation de glucides diminue **progressivement** au fil des mois tout en gardant le même apport en protéines. Vous devez alors pour chaque repas/snack consommer un certain montant de glucides/protéines. Pour cela, vous avez deux choix :

➢ **Suivre et choisir parmi les différentes recettes préconçues** pour chaque repas/snacks en fonction des différentes phases (que vous trouverez ci-après).

➢ **Manger vos propres repas/snacks** en additionnant autant de nourriture que nécessaire pour égaler le montant de glucides et de protéines requis. Pour cela, référez-vous au guide des glucides et à celui des protéines (ci-après) pour les aliments les plus communs ou aux valeurs nutritives indiquées sur l'emballage de l'aliment choisi.

Remarque : Les légumes comptent comme 0g de glucides sauf ceux étant cités dans le guide des glucides, à savoir : carottes, betterave, courge, citrouille, maïs, oignons et poivrons.

Si vous ne suivez pas les recettes préconçues, choisissez donc différents aliments proposés dans les guides pour atteindre le quota demandé en glucides et en protéines, puis remplissez le reste de votre assiette avec des légumes de votre choix pour vous rassasier.

<u>*Qu'en est-il des lipides* ?</u>

Les lipides seront maitrisés du fait que les aliments gras contiennent majoritairement des glucides/protéines qui doivent être limités à un certain nombre. De plus, certains aliments (comme le fromage, les noix, les graines ou l'avocat) ont des quantités maximales (précisées dans les guides des glucides et des protéines) à ne pas dépasser. Les lipides hautement saturés comme le beurre, la margarine, les sauces (sauf ketchup/moutarde) et la charcuterie sont à délaisser tandis que les huiles (olives, colza…) sont limitées à 4 cuillères à café/jour.

<u>*Avez-vous le droit à des « cheat meals » occasionnellement* ?</u>

Sachez que lors du plan alimentaire, votre assiette sera toujours remplie et que vous obtiendrez des résultats plus efficaces sans « cheat meals ». Malgré cela, il est compréhensible et tout à fait normal de **se faire plaisir occasionnellement**. C'est pour cela que vous pouvez « cheater » à raison de **deux repas** pour la phase 1 et **trois repas** pour les phases 2 et 3.

<u>Que faire lorsque vous avez fini les 3 phases du plan alimentaire ?</u>

◆ *Cas 1 : Vous avez perdu suffisamment de gras et atteint votre objectif.*

Dans cette situation, il faut éviter la reprise soudaine d'une alimentation trop riche en glucides pour ne pas reprendre du gras (via un effet « rebond » ou « yo-yo »). L'objectif est alors de **stabiliser votre poids sur le long terme** en ayant une alimentation saine et équilibrée.

Pour cela, **choisissez la phase** (1, 2 ou 3) du plan alimentaire **qui vous correspond le mieux** et suivez-la pendant un certain temps **tout en contrôlant votre poids** toutes les deux semaines.

Si vous continuez à perdre du gras/poids, vous pouvez passer à la phase précédente (ayant logiquement plus de glucides) ou augmenter la fréquence de vos « cheat meals ».

Si, au contraire, vous prenez trop de gras/poids, vous devez soit passer à la phase suivante (ayant logiquement moins de glucides), soit réduire la fréquence de vos « cheat meals » ou soit augmenter votre dépense calorique (via une activité physique plus conséquente).

◆ *Cas 2 : Vous n'avez pas perdu suffisamment de gras pour atteindre votre objectif.*

Dans cette situation, vous devez **continuer la phase 3** jusqu'à ce que vous atteigniez votre poids recherché et faire preuve d'un petit peu plus de patience.

Si toutefois, après quelques semaines, votre perte de poids venait à ralentir ou à devenir moindre, vous devriez **augmenter la fréquence et l'intensité de votre activité physique** pour bruler plus de calorie et accélérer le processus de perte de graisse.

- Détails des différentes phases

PHASE 1 / Jour 1-30				
	Jour d'entrainement		Jour de repos	
	Glucides	Protéines	Glucides	Protéines
Petit-déjeuner	40g	20-30g	30g	20-30g
Snack	15g	15-25g	10g	15-25g
Déjeuner	40g	40-50g	40g	40-50g
Snack	15g	15-25g	10g	15-25g
Dîner	40g	40-50g	40g	40-50g

PHASE 2 / Jour 31-60				
	Jour d'entrainement		Jour de repos	
	Glucides	Protéines	Glucides	Protéines
Petit-déjeuner	30g	20-30g	20g	20-30g
Snack	10g	15-25g	10g	15-25g
Déjeuner	40g	40-50g	30g	40-50g
Snack	10g	15-25g	10g	15-25g
Dîner	40g	40-50g	30g	40-50g

PHASE 3 / Jour 61-90				
	Jour d'entrainement		Jour de repos	
	Glucides	Protéines	Glucides	Protéines
Petit-déjeuner	20g	20-30g	20g	20-30g
Snack	10g	15-25g	5g	15-25g
Déjeuner	30g	40-50g	25g	40-50g
Snack	10g	15-25g	5g	15-25g
Dîner	30g	40-50g	25g	40-50g

Guide des Glucides

FRUITS	Quantité pour 15g DE GLUCIDES	Quantité pour 10g DE GLUCIDES	Quantité pour 5g DE GLUCIDES
Pastèque	240g	160g	80g
Fraises	200g	133g	67g
Pamplemousse	190g (1 moitié)	126g (1 tiers)	63g (1 quart)
Melons	180g	120g	60g
Clémentine	140g (2 clémentines)	94g	47g
Orange	140g (1 petite)	94g	47g
Jus d'orange (pressé)	150ml	100ml	50ml
Jus de citron (pressé)	185ml	123ml	62ml
Pêche	140g (1 pêche)	93g	46g
Abricot	140g (3 abricots)	93g (2 abricots)	46g (1 abricot)
Framboises	130g	86g	43g
Pomme	115g (1 petite)	76g	38g
Mures	115g	76g	38g
Ananas	115g	76g	38g
Prune	110g (3 prunes)	74g (2 prunes)	37g (1 prune)
Poire	100g (1 petite)	66g	33g
Kiwi	100g (1 kiwi)	66g	33g
Myrtilles	100g	66g	33g
Cerises	100g	66g	33g
Raisins	100g	66g	33g
Mangue	100g	66g	33g
Noix de coco	100g	66g	33g
Banane	80-90g (1 petite)	55-60g (1 moitié)	27-30g (1 quart)
Kaki	1 moitié	1 tiers	1 quart
Dattes	3 dattes	2 dattes	1 datte

LÉGUMES	Quantité pour 15g DE GLUCIDES	Quantité pour 10g DE GLUCIDES	Quantité pour 5g DE GLUCIDES
Poivrons (cru ou cuit)	240g	160g	80g
Carottes (cuites)	200g	133g	66g
Citrouille (cuite)	185g	123g	61g
Courge (cuite)	175g	115g	58g
Betterave	150g	100g	50g
Carottes (crues)	150g	100g	50g
Oignon (cru ou cuit)	150g	100g	50g
Maïs (dépend du produit)	70-130g	45-85g	22-42g

CÉRÉALES/FÉCULENTS & LÉGUMINEUSES	Quantité pour 30g DE GLUCIDES	Quantité de PROTÉINES	Quantité pour 15g DE GLUCIDES	Quantité de PROTÉINES
Germes de soja	400g	8g	200g	4g
Soja (cuit)	300g	50g	150g	25g
Tofu (frit)	300g	50g	150g	25g
Pois chiches (cuits)	200g	14g	100g	7g
Polenta (cuite)	170g	3g	85g	1,5g
Lentilles (cuites)	150g	18g	75g	9g
Haricots blancs (cuits)	150g	14g	75g	7g
Haricots rouge (cuits)	150g	14g	75g	7g
Pois cassés (cuits)	150g	12g	75g	6g
Bulgur/ boulgour (cuit)	150g	5g	75g	2,5g
Sarrasin (cuit)	150g	5g	75g	2,5g
Patate douce (cuite)	150g	3g	75g	1,5g
Patate (cuite)	150g	4g	75g	2g
Semoule (cuite)	130g	5g	65g	2,5g
Pâtes complètes (cuites)	110g	5g	55g	2,5g
Riz (cuit)	110g	3g	55g	1,5g
Quinoa (cuit)	110g	10g	55g	5g
Pates normales (cuites)	100g	5g	50g	2,5g
Pain de mie complet WeightWatchers	3 tranches	8g	1,5 tranche	4g
Pain de mie complet	2 tranches	6g	1 tranche	3g
Pain complet	60g	6g	30g	3g
Pain de Seigle	52g	4g	26g	2g
Farine de seigle	50g	5g	25g	2,5g
Flocons d'avoine	50g	8g	25g	4g
Farine de quinoa	48g	0	24g	0
Farine d'avoine	46g	6g	23g	3g
Farine de sarrasin	46g	5g	23g	2,5g
Farine de blé intégrale	44g	6g	22g	3g
Farine d'avoine	44g	6g	22g	3g
Maizena	34g	0	17g	0

PRODUITS LAITIERS	Quantité pour 15g DE GLUCIDES	Quantité de PROTÉINES
Lait (entier, demi-écrémé, écrémé)	300ml	10g
Poudre lait écrémé	30g	11g
Fromage blanc (dépend du produit)	≈ 300g	22g
Whey / Caséine (voir votre étiquette)	-	-

NOIX	Quantité **MAXIMALE**	Quantité de **GLUCIDES**	Quantité de **PROTÉINES**
Beurre de cacahuète	2 cuil. à soupe	6g	8g
Cacahuètes	30g	4g	7g
Noix de cajou	30g	9g	5g
Noix de Grenoble	30g	4g	4,5g
Pistaches	30g	8g	6g
Amandes	30g	6g	6g

GRAINES	Quantité **MAXIMALE**	Quantité de **GLUCIDES**	Quantité de **PROTÉINES**
Graines de tournesol	15g	3g	4g
Graines de courge	15g	2,5g	3g
Graines de lin	15g	4g	3g
Graines de sésame	15g	4g	3,5g
Graines de chia	15g	6,5g	2,5g

AUTRES	Quantité pour **15g DE GLUCIDES**	Quantité pour **10g DE GLUCIDES**	Quantité pour **5g DE GLUCIDES**
Sucre en poudre	1 cuillère à soupe	2 cuillères à café	1 cuillère à café
Miel	2 cuillères à café	≈ 1,25 cuillère à café	≈ ¾ cuillère à café
Sirop d'agave	3 cuillères à soupe	2 cuillères à soupe	1 cuillère à soupe
Sirop d'érable	1 cuillère à soupe	2 cuillères à café	1 cuillère à café
Confiture (60g glucides)	1 cuillère à soupe	2 cuillères à café	1 cuillère à café
Confiture allégée (40g glucides)	1,5 cuillère à soupe	1 cuillère à soupe	2 cuillères à café
Ketchup	3 cuillères à soupe	2 cuillères à soupe	1 cuillère à soupe

Guide des Protéines

VIANDES & OEUFS	Quantité de protéines pour **100g**	Quantité de protéines pour **150g**	Quantité de protéines pour **200g**
Bœuf haché/en cubes (cuit)	24g	36g	48g
Steak surgelé (cuit)	19g	27g	38g
Escalope de dinde (cuite)	32g	48g	64g
Escalope de poulet (cuite)	30g	45g	60g
	Quantité de protéines pour **1 unité**	Quantité de protéines pour **2 unités**	Quantité de protéines pour **3 unités**
Tranches de blanc de poulet	8g	16g	24g
Tranches de blanc de dinde	8g	16g	24g
Tranches de jambon blanc	8g	16g	24g
Œuf entier (cuit)	6g	12g	18g
Blanc d'œuf (cuit)	3,5g	7g	10,5g

POISSONS	Quantité de protéines pour **100g**	Quantité de protéines pour **150g**	Quantité de protéines pour **200g**
Thon (conserve)	25g	37,5g	50g
Saumon (cuit)	24g	36g	48g
Saumon fumé	23g	34,5g	46g
Truite (cuite)	23g	34,5g	46g
Truite fumée	23g	34,5g	46g
Sardines (conserve)	22g	33g	44g
Crevettes (cuites)	20g	30g	40g
Chair de crabe (conserve)	20g	30g	40g
Cabillaud (cuit)	19g	28,5g	38g
Homard (cuit)	19g	28,5g	38g
Moules décortiquées	19g	28,5g	38g
Crevettes (crues)	18g	27g	36g
Dorade (cuite)	17g	25,5g	34g
Colin (cuit)	17g	25,5g	34g
Maquereaux (conserve)	12g	18g	24g

FROMAGES	Quantité **MAXIMALE**	Quantité de **PROTÉINES**
Cottage Cheese (5% MG)	300g	33g (11g /100g)
Parmesan	25g	9g
Gruyère	25g	7g
Comté	25g	6,5g
Chèvre	25g	6g
Gouda	25g	6g
Edam	25g	6g
Cheddar	25g	6g
Roquefort	25g	5,5g
Mozzarella	25g	5,5g
Camembert	25g	5g
Vache qui rit	3 unités	6g (2g/unité)
Vache qui rit légère	6 unités	15g (2,5g/unité)
Kiri	3 unités	6g (2g/unité)

AUTRES	Quantité de protéines pour **100g**
Tofu (cru)	12g
Avocat (portion max)	2,5g (1 moitié)

EXEMPLES DE RECETTES

ADAPTÉES EN FONCTION
DES PHASES DU PLAN ALIMENTAIRE

MANGEZ PLUS, MANGEZ MIEUX !

PHASE 1 (JOURS 1-30)

LES JOURS D'ENTRAINEMENT

❖ <u>Petit-déjeuner</u> (40g de glucides) :

SANDWICH PROTÉINÉ + FRUITS + THÉ/CAFÉ :

- 3 tranches de Pain de Mie complet Weight Watchers
- 1 vache qui rit (légère de préférence)
- 2 œufs entiers (cuits à la poêle ou dans l'eau bouillante)
- 1 tranche de blanc de dinde/poulet/jambon
- 2 clémentines ou 2 prunes ou 2 abricots ou ½ banane
- 1 café noir (avec 100ml de lait si vous voulez) ou un thé vert

OMELLETTE AU FROMAGE + FRUITS + LAIT + THÉ/CAFÉ :

- 1 cuillère à café d'huile d'olive (pour cuisson)
- 2 œufs entiers + 1 blanc d'œuf (cuits à la poêle)
- 1 tranche (20-25g) de fromage (voir liste) ou de dinde/poulet/jambon
- Choisir 2 fruits : banane/pomme/kiwi/pêche/poire/orange
- 1 verre de 200ml de lait animal ou végétal
- 1 café noir ou un thé vert

TOASTS BEURRE DE CACAHUÈTE + FROMAGE BLANC + THÉ/CAFÉ :

- 2 tranches de Pain de Mie complet Weight Watchers
- 1 cuillère à soupe de beurre de cacahuète
- 150g de fromage blanc
- ½ banane ou 80g de fruits rouges ou 90g de melon ou ½ pomme
- 15g de graines de lin/courge/sésame/tournesol ou 10g de chia
- 1 café noir ou un thé vert

PORRIDGE FLOCONS D'AVOINE + FRUITS + NOIX/GRAINES + THÉ/CAFÉ :

- 200ml de lait (végétal ou animal) ou 200g de fromage blanc
- 25g de flocons d'avoine
- 1 cuillère à soupe sirop d'agave ou 1 cuillère à café de miel/sirop d'érable
- 30g de coco râpé ou ¼ banane ou 60g de fruits rouges ou 1 abricot/prune
- 20g de noix (amandes, cacahuètes…) ou 15g de graines (lin, courge…)
- 1 café noir ou un thé vert

❖ <u>Snacks</u> (15g de glucides) :

MINI TOAST PROTÉINÉ + FRUIT ou NOIX :

- 1 tranche de Pain de Mie complet Weight Watchers
- 1 vache qui rit (légère de préférence)
- 1 œuf entier (cuit à la poêle) ou 1 tranche de saumon/truite fumé
- 1 tranche de blanc de dinde/poulet/jambon
- 1 abricot ou 1 prune ou 30g d'amandes/cacahuètes/noix de Grenoble

COTTAGE CHEESE + FRUIT :

- 200g de cottage cheese
- 1 fruit au choix parmi la liste de 15g de glucide

PETITE SALADE DE CRUDITÉS + THON ou TOFU :

- Quelques feuilles de salade verte ou de choux blanc/rouge/chinois
- 1 tomate (coupée en morceaux)
- 40g de maïs
- ¼ de concombre
- 40g de carottes (crues)
- 30g de pois chiches
- ½ conserve de thon (trempé dans l'eau) ou 120g de tofu (cru)
- Herbes au choix / 1 cuillère à café d'huile d'olive ou colza (en option)

FROMAGE BLANC + NOIX ou GRAINES :

- 150g de fromage blanc
- 20g de noix (au choix) ou 15g de graines (au choix)
- 2 cuillères à café de sirop d'agave ou ½ cuillère à café de miel/sucre en poudre

SHAKER DE PROTÉINE + 1 FRUIT :

- 1 scoop (25-30g) de votre protéine en poudre mélangé dans de l'eau
- 1 fruit au choix parmi la liste de 15g de glucide

BARRE PROTÉINÉE :

- 1 Barre (230 calories MAX, **15g glucides MAX**, 15-20g protéine)
  <u>Par exemple</u> : *WEIDER Low Carb High Protein Bar*. Voici le lien : http://amzn.to/2hPaGo3

❖ <u>Repas midi & soir</u> (40g de glucides) :

PÂTES COMPLÈTES/RIZ/QUINOA + POULET/DINDE/BŒUF HACHÉ + LÉGUMES VERTS :

- 140g de pates complètes/riz/quinoa (cuit)
- 150g escalope de dinde/poulet (cuite) ou 200g de bœuf haché (cuit)
- Légumes verts au choix (remplir l'assiette)

BOULGOUR/SARRASIN + POISSON + LÉGUMES VERTS :

- 200g de boulgour ou sarrasin (cuit)
- 175g de saumon ou truite (cuit) ou 200g de colin/cabillaud/crevettes (cuit)
- Légumes verts au choix (remplir l'assiette)

COUSCOUS LÉGUMES + POULET/DINDE :

- 130g de semoule (cuite) + 1 cuillère à café d'huile d'olive
- 30g de pois chiches (cuits dans l'eau ou en conserve)
- 65g de carottes (cuites) ou 60g de citrouille (cuite)
- 150g escalope de dinde/poulet (cuite)
- Légumes verts au choix (remplir l'assiette)

BURGER + SALADE :

- 1 pain burger (55g pour ≈30g de glucides : voir étiquette)
- 1 steak de bœuf (≈100g) ou 100g d'escalope de dinde/poulet (cuite)
- 1 œuf entier (cuit à la poêle)
- 1 tranche (20-25g) de fromage (voir liste)
- 1 cuillère à café de ketchup
- Salade + 2 tomates + ½ oignon + ¼ de concombre + 40g de maïs et carottes crues

MAXI SALADE DE CRUDITÉS PROTEINÉE + 1 FRUIT

- Feuilles de salade verte ou de choux blanc/rouge/chinois
- 2 ou 3 tomates (coupées en morceaux)
- 60g de maïs
- 50g de carottes (crues et râpées)
- 30g de pois chiches (cuits dans l'eau ou en conserve) ou 65g de germes de soja
- ¼ de concombre
- 15g de graines (au choix)
- 2 œufs durs (entiers et bouillis)
- 1 conserve de thon/sardines (trempé dans l'eau) ou 150g de tofu (cru)
- Herbes au choix / 1 cuillère à café d'huile d'olive ou colza (en option)
- 1 fruit au choix parmi la liste de 15g de glucide

OMELLETTE + SAUTÉE DE LÉGUMES AUX CREVETTES/FRUITS DE MER :

- 1 cuillère à café d'huile d'olive (pour cuisson)
- 2 œufs entiers + 1 blanc d'œuf (cuits à la poêle) + herbes au choix
- Légumes verts au choix (courgettes, brocolis, petit pois, haricots verts…)
- ½ oignon et/ou une gousse d'ail
- 140g de poivrons
- 80-100g de champignons
- 130g de carottes (cuites)
- 100-120g de moules décortiquées ou 150g de fruits de mer

LENTILLES/ POIS CASSÉS/HARICOTS + VIANDE/ŒUFS (OPTIONNEL) + LÉGUMES VERTS :

- 200g de lentilles/pois cassés/haricots blancs ou rouges (cuits)
- 60-80g escalope de dinde/poulet (cuite) ou 2 œufs (durs ou au plat)
- Légumes verts au choix (remplir l'assiette)

PURÉE DE SOJA ET PATATES + LÉGUMES VERTS :

- 200g de graines de soja (cuites et mâchées)
- 75g de patates normales/douces (≈1 moyenne cuite et mâchée)
- 50-100ml de lait végétal ou de vache (pour la texture)
- Légumes verts au choix (remplir l'assiette)

PHASE 1 (JOURS 1-30)

LES JOURS DE REPOS

❖ <u>Petit-déjeuner</u> (30g de glucides) :

SANDWICH PROTÉINÉ + FRUITS + THÉ/CAFÉ :

- 2 tranches de Pain de Mie complet Weight Watchers
- 1 vache qui rit (légère de préférence)
- 2 œufs entiers (cuits à la poêle ou dans l'eau bouillante)
- 1 tranche de blanc de dinde/poulet/jambon
- 2 clémentines ou 2 prunes ou 2 abricots ou ½ banane
- 1 café noir (avec 50ml de lait si vous voulez) ou un thé vert

OMELLETTE AU FROMAGE + FRUITS + THÉ/CAFÉ :

- 1 cuillère à café d'huile d'olive (pour cuisson)
- 2 œufs entiers + 1 blanc d'œuf (cuits à la poêle)
- 1 tranche (20-25g) de fromage (voir liste) ou de dinde/poulet/jambon
- Choisir 2 fruits : banane/pomme/kiwi/pêche/poire/orange
- 1 café noir ou un thé vert

TOAST BEURRE DE CACAHUÈTE + FROMAGE BLANC + THÉ/CAFÉ :

- 1 tranche de Pain de Mie complet Weight Watchers
- 1 cuillère à café de beurre de cacahuète
- 150g de fromage blanc
- ½ banane ou 80g de fruits rouges ou 90g de melon ou ½ pomme
- 15g de graines de lin/courge/sésame/tournesol ou 10g de chia
- 1 café noir ou un thé vert

PORRIDGE FLOCONS D'AVOINE + FRUITS + THÉ/CAFÉ :

- 160ml de lait (végétal ou animal) ou 160g de fromage blanc
- 20g de flocons d'avoine
- 1 cuillère à soupe sirop d'agave ou 1 cuillère à café de miel/sirop d'érable
- 30g de coco râpé ou ¼ banane ou 60g de fruits rouges ou 1 abricot/prune
- 1 café noir ou un thé vert

❖ <u>Snacks</u> (10g de glucides) :

MINI TOAST PROTÉINÉ :

- 1 tranche de Pain de Mie complet Weight Watchers
- 1 vache qui rit (légère de préférence)
- 1 œuf entier (cuit à la poêle) ou 1 tranche de saumon/truite fumé
- 1 tranche de blanc de dinde/poulet/jambon

COTTAGE CHEESE + FRUIT :

- 200g de cottage cheese
- 1 fruit au choix parmi la liste de 10g de glucide

PETITE SALADE DE CRUDITÉS + THON ou TOFU :

- Quelques feuilles de salade verte ou de choux blanc/rouge/chinois
- 1 tomate (coupée en morceaux)
- 40g de maïs
- ¼ de concombre
- 40g de carottes (crues)
- ½ conserve de thon (trempé dans l'eau) ou 120g de tofu (cru)
- Herbes au choix / 1 cuillère à café d'huile d'olive ou colza (en option)

FROMAGE BLANC :

- 150g de fromage blanc
- 2 cuillères à café de sirop d'agave ou ½ cuillère à café de miel/sucre en poudre

SHAKER DE PROTÉINE + 1 FRUIT :

- 1 scoop (25-30g) de votre protéine en poudre mélangé dans de l'eau
- 1 fruit au choix parmi la liste de 10g de glucide

BARRE PROTÉINÉE :

- 1 Barre (230 calories MAX, 10g glucides MAX, 15-20g protéine)
- <u>Par exemple</u> : *WEIDER Low Carb High Protein Bar*. Voici le lien : http://amzn.to/2hPaGo3

❖ <u>Repas midi & soir</u> (40g de glucides) :

PÂTES COMPLÈTES/RIZ/QUINOA + POULET/DINDE/BŒUF HACHÉ + LÉGUMES VERTS :

- 140g de pates complètes/riz/quinoa (cuit)
- 150g escalope de dinde/poulet (cuite) ou 200g de bœuf haché (cuit)
- Légumes verts au choix (remplir l'assiette)

BOULGOUR/SARRASIN + POISSON + LÉGUMES VERTS :

- 200g de boulgour ou sarrasin (cuit)
- 175g de saumon ou truite (cuit) ou 200g de colin/cabillaud/crevettes (cuit)
- Légumes verts au choix (remplir l'assiette)

COUSCOUS LÉGUMES + POULET/DINDE :

- 130g de semoule (cuite) + 1 cuillère à café d'huile d'olive
- 30g de pois chiches (cuits dans l'eau ou en conserve)
- 65g de carottes (cuites) ou 60g de citrouille (cuite)
- 150g escalope de dinde/poulet (cuite)
- Légumes verts au choix (remplir l'assiette)

BURGER + SALADE :

- 1 pain burger (55g pour ≈30g de glucides : voir étiquette)
- 1 steak de bœuf (≈100g) ou 100g d'escalope de dinde/poulet (cuite)
- 1 œuf entier (cuit à la poêle)
- 1 tranche (20-25g) de fromage (voir liste)
- 1 cuillère à café de ketchup
- Salade + 2 tomates + ½ oignon + ¼ de concombre + 40g de maïs et de carottes crues

MAXI SALADE DE CRUDITÉS PROTEINÉE + 1 FRUIT

- Feuilles de salade verte ou de choux blanc/rouge/chinois
- 2 ou 3 tomates (coupées en morceaux)
- 60g de maïs
- 50g de carottes (crues et râpées)
- 30g de pois chiches (cuits dans l'eau ou en conserve) ou 65g de germes de soja
- ¼ de concombre
- 15g de graines (au choix)
- 2 œufs durs (entiers et bouillis)
- 1 conserve de thon/sardines (trempé dans l'eau) ou 150g de tofu (cru)
- Herbes au choix / 1 cuillère à café d'huile d'olive ou colza (en option)
- 1 fruit au choix parmi la liste de 15g de glucide

OMELLETTE + SAUTÉE DE LÉGUMES AUX CREVETTES/FRUITS DE MER :

- 1 cuillère à café d'huile d'olive (pour cuisson)
- 2 œufs entiers + 1 blanc d'œuf (cuits à la poêle) + herbes au choix
- Légumes verts au choix (courgettes, brocolis, petit pois, haricots verts…)
- 1 oignon et/ou une gousse d'ail
- 140g de poivrons
- 80-100g de champignons
- 130g de carottes (cuites)
- 100-120g de moules décortiquées ou 150g de fruits de mer

LENTILLES/ POIS CASSÉS/HARICOTS + VIANDE/ŒUFS (OPTIONNEL) + LÉGUMES VERTS :

- 200g de lentilles/pois cassés/haricots blancs ou rouges (cuits)
- 60-80g escalope de dinde/poulet (cuite) ou 2 œufs (durs ou au plat)
- Légumes verts au choix (remplir l'assiette)

PURÉE DE SOJA ET PATATES + LÉGUMES VERTS :

- 200g de graines de soja (cuites et mâchées)
- 75g de patates normales/douces (≈1 moyenne cuite et mâchée)
- 50-100ml de lait végétal ou de vache (pour la texture)
- Légumes verts au choix (remplir l'assiette)

PHASE 2 (JOURS 31-60)

LES JOURS D'ENTRAINEMENT

❖ <u>Petit-déjeuner</u> (30g de glucides) :

SANDWICH PROTÉINÉ + FRUITS + THÉ/CAFÉ :

- 2 tranches de Pain de Mie complet Weight Watchers
- 1 vache qui rit (légère de préférence)
- 2 œufs entiers (cuits à la poêle ou dans l'eau bouillante)
- 1 tranche de blanc de dinde/poulet/jambon
- 2 clémentines ou 2 prunes ou 2 abricots ou ½ banane
- 1 café noir (avec 50ml de lait si vous voulez) ou un thé vert

OMELLETTE AU FROMAGE + FRUITS + THÉ/CAFÉ :

- 1 cuillère à café d'huile d'olive (pour cuisson)
- 2 œufs entiers + 1 blanc d'œuf (cuits à la poêle)
- 1 tranche (20-25g) de fromage (voir liste) ou de dinde/poulet/jambon
- Choisir 2 fruits : banane/pomme/kiwi/pêche/poire/orange
- 1 café noir ou un thé vert

TOAST BEURRE DE CACAHUÈTE + FROMAGE BLANC + THÉ/CAFÉ :

- 1 tranche de Pain de Mie complet Weight Watchers
- 1 cuillère à café de beurre de cacahuète
- 150g de fromage blanc
- ½ banane ou 80g de fruits rouges ou 90g de melon ou ½ pomme
- 15g de graines de lin/courge/sésame/tournesol ou 10g de chia
- 1 café noir ou un thé vert

PORRIDGE FLOCONS D'AVOINE + FRUITS + THÉ/CAFÉ :

- 160ml de lait (végétal ou animal) ou 160g de fromage blanc
- 20g de flocons d'avoine
- 1 cuillère à soupe sirop d'agave ou 1 cuillère à café de miel/sirop d'érable
- 30g de coco râpé ou ¼ banane ou 60g de fruits rouges ou 1 abricot/prune
- 1 café noir ou un thé vert

❖ <u>Snacks</u> (10g de glucides) :

MINI TOAST PROTÉINÉ :

- 1 tranche de Pain de Mie complet Weight Watchers
- 1 vache qui rit (légère de préférence)
- 1 œuf entier (cuit à la poêle) ou 1 tranche de saumon/truite fumé
- 1 tranche de blanc de dinde/poulet/jambon

COTTAGE CHEESE + FRUIT :

- 200g de cottage cheese
- 1 fruit au choix parmi la liste de 10g de glucide

PETITE SALADE DE CRUDITÉS + THON ou TOFU :

- Quelques feuilles de salade verte ou de choux blanc/rouge/chinois
- 1 tomate (coupée en morceaux)
- 40g de maïs
- ¼ de concombre
- 40g de carottes (crues)
- ½ conserve de thon (trempé dans l'eau) ou 120g de tofu (cru)
- Herbes au choix / 1 cuillère à café d'huile d'olive ou colza (en option)

FROMAGE BLANC :

- 150g de fromage blanc
- 2 cuillères à café de sirop d'agave ou ½ cuillère à café de miel/sucre en poudre

SHAKER DE PROTÉINE + 1 FRUIT :

- 1 scoop (25-30g) de votre protéine en poudre mélangé dans de l'eau
- 1 fruit au choix parmi la liste de 10g de glucide

BARRE PROTÉINÉE :

- 1 Barre (230 calories MAX, 10g glucides MAX, 15-20g protéine)
- Par <u>exemple</u> : *WEIDER Low Carb High Protein Bar*. Voici le lien : http://amzn.to/2hPaGo3

❖ <u>Repas midi & soir</u> (40g de glucides) :

PÂTES COMPLÈTES/RIZ/QUINOA + POULET/DINDE/BŒUF HACHÉ + LÉGUMES VERTS :

- 140g de pates complètes/riz/quinoa (cuit)
- 150g escalope de dinde/poulet (cuite) ou 200g de bœuf haché (cuit)
- Légumes verts au choix (remplir l'assiette)

BOULGOUR/SARRASIN + POISSON + LÉGUMES VERTS :

- 200g de boulgour ou sarrasin (cuit)
- 175g de saumon ou truite (cuit) ou 200g de colin/cabillaud/crevettes (cuit)
- Légumes verts au choix (remplir l'assiette)

COUSCOUS LÉGUMES + POULET/DINDE :

- 130g de semoule (cuite) + 1 cuillère à café d'huile d'olive
- 30g de pois chiches (cuits dans l'eau ou en conserve)
- 65g de carottes (cuites) ou 60g de citrouille (cuite)
- 150g escalope de dinde/poulet (cuite)
- Légumes verts au choix (remplir l'assiette)

BURGER + SALADE :

- 1 pain burger (55g pour ≈30g de glucides : voir étiquette)
- 1 steak de bœuf (≈100g) ou 100g d'escalope de dinde/poulet (cuite)
- 1 œuf entier (cuit à la poêle)
- 1 tranche (20-25g) de fromage (voir liste)
- 1 cuillère à café de ketchup
- Salade + 2 tomates + ½ oignon + ¼ de concombre + 40g de maïs et de carottes crues

MAXI SALADE DE CRUDITÉS PROTEINÉE + 1 FRUIT

- Feuilles de salade verte ou de choux blanc/rouge/chinois
- 2 ou 3 tomates (coupées en morceaux)
- 60g de maïs
- 50g de carottes (crues et râpées)
- 30g de pois chiches (cuits dans l'eau ou en conserve) ou 65g de germes de soja
- ¼ de concombre
- 15g de graines (au choix)
- 2 œufs durs (entiers et bouillis)
- 1 conserve de thon/sardines (trempé dans l'eau) ou 150g de tofu (cru)
- Herbes au choix / 1 cuillère à café d'huile d'olive ou colza (en option)
- 1 fruit au choix parmi la liste de 15g de glucide

OMELLETTE + SAUTÉE DE LÉGUMES AUX CREVETTES/FRUITS DE MER :

- 1 cuillère à café d'huile d'olive (pour cuisson)
- 2 œufs entiers + 1 blanc d'œuf (cuits à la poêle) + herbes au choix
- Légumes verts au choix (courgettes, brocolis, petit pois, haricots verts…)
- 1 oignon et/ou une gousse d'ail
- 140g de poivrons
- 80-100g de champignons
- 130g de carottes (cuites)
- 100-120g de moules décortiquées ou 150g de fruits de mer

LENTILLES/ POIS CASSÉS/HARICOTS + VIANDE/ŒUFS (OPTIONNEL) + LÉGUMES VERTS :

- 200g de lentilles/pois cassés/haricots blancs ou rouges (cuits)
- 60-80g escalope de dinde/poulet (cuite) ou 2 œufs (durs ou au plat)
- Légumes verts au choix (remplir l'assiette)

PURÉE DE SOJA ET PATATES + LÉGUMES VERTS :

- 200g de graines de soja (cuites et mâchées)
- 75g de patates normales/douces (≈1 moyenne cuite et mâchée)
- 50-100ml de lait végétal ou de vache (pour la texture)
- Légumes verts au choix (remplir l'assiette)

PHASE 2 (JOURS 31-60)

LES JOURS DE REPOS

❖ <u>Petit-déjeuner</u> (20g de glucides) :

SANDWICH PROTÉINÉ + THÉ/CAFÉ :

- 2 tranches de Pain de Mie complet Weight Watchers
- 1 vache qui rit (légère de préférence)
- 2 œufs entiers (cuits à la poêle ou dans l'eau bouillante)
- 1 tranche de blanc de dinde/poulet/jambon
- 1 café noir (avec 50ml de lait si vous voulez) ou un thé vert

OMELLETTE AU FROMAGE + FRUIT + THÉ/CAFÉ :

- 1 cuillère à café d'huile d'olive (pour cuisson)
- 2 œufs entiers + 1 blanc d'œuf (cuits à la poêle)
- 1 tranche (20-25g) de fromage (voir liste) ou de dinde/poulet/jambon
- Choisir 1 gros fruit : banane/pomme/pêche/poire/orange
- 1 café noir ou un thé vert (avec 1 cuillère à café de miel/sucre en option)

TOAST BEURRE DE CACAHUÈTE + FROMAGE BLANC + THÉ/CAFÉ :

- 1 tranche de Pain de Mie complet Weight Watchers
- 1 cuillère à café de beurre de cacahuète
- 150g de fromage blanc
- 55g de fruits rouges ou 60g de melon ou 1 cuillère à café de sirop d'agave
- 1 café noir ou un thé vert

PORRIDGE FLOCONS D'AVOINE + THÉ/CAFÉ :

- 150ml de lait (végétal ou animal) ou 160g de fromage blanc
- 15g de flocons d'avoine
- 1 cuillère à soupe sirop d'agave ou 1 cuillère à café de miel/sirop d'érable
- 1 café noir ou un thé vert

❖ <u>Snacks</u> (10g de glucides) :

MINI TOAST PROTÉINÉ :

- 1 tranche de Pain de Mie complet Weight Watchers
- 1 vache qui rit (légère de préférence)
- 1 œuf entier (cuit à la poêle) ou 1 tranche de saumon/truite fumé
- 1 tranche de blanc de dinde/poulet/jambon

COTTAGE CHEESE + FRUIT :

- 200g de cottage cheese
- 1 fruit au choix parmi la liste de 10g de glucide

PETITE SALADE DE CRUDITÉS + THON ou TOFU :

- Quelques feuilles de salade verte ou de choux blanc/rouge/chinois
- 1 tomate (coupée en morceaux)
- 40g de maïs
- ¼ de concombre
- 40g de carottes (crues)
- ½ conserve de thon (trempé dans l'eau) ou 120g de tofu (cru)
- Herbes au choix / 1 cuillère à café d'huile d'olive ou colza (en option)

FROMAGE BLANC :

- 150g de fromage blanc
- 2 cuillères à café de sirop d'agave ou ½ cuillère à café de miel/sucre en poudre

SHAKER DE PROTÉINE + 1 FRUIT :

- 1 scoop (25-30g) de votre protéine en poudre mélangé dans de l'eau
- 1 fruit au choix parmi la liste de 10g de glucide

BARRE PROTÉINÉE :

- 1 Barre (230 calories MAX, 10g glucides MAX, 15-20g protéine)
- <u>Par exemple</u> : *WEIDER Low Carb High Protein Bar*. Voici le lien : http://amzn.to/2hPaGo3

❖ <u>Repas midi & soir</u> (30g de glucides) :

PÂTES COMPLÈTES/RIZ/QUINOA + POULET/DINDE/BŒUF HACHÉ + LÉGUMES VERTS :

- 110g de pates complètes/riz/quinoa (cuit)
- 170g escalope de dinde/poulet (cuite) ou 200g de bœuf haché (cuit)
- Légumes verts au choix (remplir l'assiette)

BOULGOUR/SARRASIN + POISSON + LÉGUMES VERTS :

- 150g de boulgour ou sarrasin (cuit)
- 185g de saumon ou truite (cuit) ou 200g de colin/cabillaud/crevettes (cuit)
- Légumes verts au choix (remplir l'assiette)

COUSCOUS LÉGUMES + POULET/DINDE :

- 105g de semoule (cuite) + 1 cuillère à café d'huile d'olive
- 15g de pois chiches (cuits dans l'eau ou en conserve)
- 35g de carottes (cuites) ou 30g de citrouille (cuite)
- 170g escalope de dinde/poulet (cuite)
- Légumes verts au choix (remplir l'assiette)

TOAST BURGER + SALADE :

- 2 tranches de Pain de Mie complet Weight Watchers
- 1 steak de bœuf (≈100g) ou 100g d'escalope de dinde/poulet (cuite)
- 1 œuf entier (cuit à la poêle)
- 1 tranche (20-25g) de fromage (voir liste)
- 1 cuillère à café de ketchup
- Salade + 2 tomates + ½ oignon + ¼ de concombre + 40g de maïs et de carottes crues

MAXI SALADE DE CRUDITÉS PROTEINÉE + FRUITS

- Feuilles de salade verte ou de choux blanc/rouge/chinois
- 2 ou 3 tomates (coupées en morceaux)
- 60g de maïs
- 50g de carottes (crues et râpées)
- 30g de pois chiches (cuits dans l'eau ou en conserve) ou 65g de germes de soja
- ¼ de concombre
- 2 œufs durs (entiers et bouillis)
- 1 conserve de thon/sardines (trempé dans l'eau) ou 150g de tofu (cru)
- Herbes au choix / 1 cuillère à café d'huile d'olive ou colza (en option)
- 110g de fruits rouges ou 2 abricots ou 2 prunes ou 120g de melon

OMELLETTE + SAUTÉE DE LÉGUMES AUX CREVETTES/FRUITS DE MER :

- 1 cuillère à café d'huile d'olive (pour cuisson)
- 2 œufs entiers + 1 blanc d'œuf (cuits à la poêle) + herbes au choix
- Légumes verts au choix (courgettes, brocolis, petit pois, haricots verts…)
- ½ oignon
- 140g de poivrons
- 80-100g de champignons
- 100g de carottes (cuites)
- 100-120g de moules décortiquées ou 150g de fruits de mer

LENTILLES/ POIS CASSÉS/HARICOTS + VIANDE/ŒUFS (OPTIONNEL) + LÉGUMES VERTS :

- 150g de lentilles/pois cassés/haricots blancs ou rouges (cuits)
- 60-80g escalope de dinde/poulet (cuite) ou 2 œufs (durs ou au plat)
- Légumes verts au choix (remplir l'assiette)

PURÉE DE SOJA ET PATATES + LÉGUMES VERTS :

- 150g de graines de soja (cuites et mâchées)
- 75g de patates normales/douces (≈1 moyenne cuite et mâchée)
- 50-100ml de lait végétal ou de vache (pour la texture)
- Légumes verts au choix (remplir l'assiette)

PHASE 3 (JOURS 61-90)

LES JOURS D'ENTRAINEMENT

❖ <u>Petit-déjeuner</u> (20g de glucides) :

SANDWICH PROTÉINÉ + THÉ/CAFÉ :

- 2 tranches de Pain de Mie complet Weight Watchers
- 1 vache qui rit (légère de préférence)
- 2 œufs entiers (cuits à la poêle ou dans l'eau bouillante)
- 1 tranche de blanc de dinde/poulet/jambon
- 1 café noir (avec 50ml de lait si vous voulez) ou un thé vert

OMELLETTE AU FROMAGE + FRUIT + THÉ/CAFÉ :

- 1 cuillère à café d'huile d'olive (pour cuisson)
- 2 œufs entiers + 1 blanc d'œuf (cuits à la poêle)
- 1 tranche (20-25g) de fromage (voir liste) ou de dinde/poulet/jambon
- Choisir 1 gros fruit : banane/pomme/pêche/poire/orange
- 1 café noir ou un thé vert (avec 1 cuillère à café de miel/sucre en option)

TOAST BEURRE DE CACAHUÈTE + FROMAGE BLANC + THÉ/CAFÉ :

- 1 tranche de Pain de Mie complet Weight Watchers
- 1 cuillère à café de beurre de cacahuète
- 150g de fromage blanc
- 55g de fruits rouges ou 60g de melon ou 1 cuillère à café de sirop d'agave
- 1 café noir ou un thé vert

PORRIDGE FLOCONS D'AVOINE + THÉ/CAFÉ :

- 150ml de lait (végétal ou animal) ou 160g de fromage blanc
- 15g de flocons d'avoine
- 1 cuillère à soupe sirop d'agave ou 1 cuillère à café de miel/sirop d'érable
- 1 café noir ou un thé vert

❖ <u>Snacks</u> (10g de glucides) :

MINI TOAST PROTÉINÉ :

- 1 tranche de Pain de Mie complet Weight Watchers
- 1 vache qui rit (légère de préférence)
- 1 œuf entier (cuit à la poêle) ou 1 tranche de saumon/truite fumé
- 1 tranche de blanc de dinde/poulet/jambon

COTTAGE CHEESE + FRUIT :

- 200g de cottage cheese
- 1 fruit au choix parmi la liste de 10g de glucide

PETITE SALADE DE CRUDITÉS + THON ou TOFU :

- Quelques feuilles de salade verte ou de choux blanc/rouge/chinois
- 1 tomate (coupée en morceaux)
- 40g de maïs
- ¼ de concombre
- 40g de carottes (crues)
- ½ conserve de thon (trempé dans l'eau) ou 120g de tofu (cru)
- Herbes au choix / 1 cuillère à café d'huile d'olive ou colza (en option)

FROMAGE BLANC :

- 150g de fromage blanc
- 2 cuillères à café de sirop d'agave ou ½ cuillère à café de miel/sucre en poudre

SHAKER DE PROTÉINE + 1 FRUIT :

- 1 scoop (25-30g) de votre protéine en poudre mélangé dans de l'eau
- 1 fruit au choix parmi la liste de 10g de glucide

BARRE PROTÉINÉE :

- 1 Barre (230 calories MAX, 10g glucides MAX, 15-20g protéine)
- <u>Par exemple</u> : *WEIDER Low Carb High Protein Bar*. Voici le lien : http://amzn.to/2hPaGo3

❖ <u>Repas midi & soir</u> (30g de glucides) :

PÂTES COMPLÈTES/RIZ/QUINOA + POULET/DINDE/BŒUF HACHÉ + LÉGUMES VERTS :

- 110g de pates complètes/riz/quinoa (cuit)
- 170g escalope de dinde/poulet (cuite) ou 200g de bœuf haché (cuit)
- Légumes verts au choix (remplir l'assiette)

BOULGOUR/SARRASIN + POISSON + LÉGUMES VERTS :

- 150g de boulgour ou sarrasin (cuit)
- 185g de saumon ou truite (cuit) ou 200g de colin/cabillaud/crevettes (cuit)
- Légumes verts au choix (remplir l'assiette)

COUSCOUS LÉGUMES + POULET/DINDE :

- 105g de semoule (cuite) + 1 cuillère à café d'huile d'olive
- 15g de pois chiches (cuits dans l'eau ou en conserve)
- 35g de carottes (cuites) ou 30g de citrouille (cuite)
- 170g escalope de dinde/poulet (cuite)
- Légumes verts au choix (remplir l'assiette)

TOAST BURGER + SALADE :

- 2 tranches de Pain de Mie complet Weight Watchers
- 1 steak de bœuf (≈100g) ou 100g d'escalope de dinde/poulet (cuite)
- 1 œuf entier (cuit à la poêle)
- 1 tranche (20-25g) de fromage (voir liste)
- 1 cuillère à café de ketchup
- Salade + 2 tomates + ½ oignon + ¼ de concombre + 40g de maïs et de carottes crues

MAXI SALADE DE CRUDITÉS PROTEINÉE + FRUITS

- Feuilles de salade verte ou de choux blanc/rouge/chinois
- 2 ou 3 tomates (coupées en morceaux)
- 60g de maïs
- 50g de carottes (crues et râpées)
- 30g de pois chiches (cuits dans l'eau ou en conserve) ou 65g de germes de soja
- ¼ de concombre
- 2 œufs durs (entiers et bouillis)
- 1 conserve de thon/sardines (trempé dans l'eau) ou 150g de tofu (cru)
- Herbes au choix / 1 cuillère à café d'huile d'olive ou colza (en option)
- 110g de fruits rouges ou 2 abricots ou 2 prunes ou 120g de melon

OMELLETTE + SAUTÉE DE LÉGUMES AUX CREVETTES/FRUITS DE MER :

- 1 cuillère à café d'huile d'olive (pour cuisson)
- 2 œufs entiers + 1 blanc d'œuf (cuits à la poêle) + herbes au choix
- Légumes verts au choix (courgettes, brocolis, petit pois, haricots verts…)
- ½ oignon
- 140g de poivrons
- 80-100g de champignons
- 100g de carottes (cuites)
- 100-120g de moules décortiquées ou 150g de fruits de mer

LENTILLES/ POIS CASSÉS/HARICOTS + VIANDE/ŒUFS (OPTIONNEL) + LÉGUMES VERTS :

- 150g de lentilles/pois cassés/haricots blancs ou rouges (cuits)
- 60-80g escalope de dinde/poulet (cuite) ou 2 œufs (durs ou au plat)
- Légumes verts au choix (remplir l'assiette)

PURÉE DE SOJA ET PATATES + LÉGUMES VERTS :

- 150g de graines de soja (cuites et mâchées)
- 75g de patates normales/douces (≈1 moyenne cuite et mâchée)
- 50-100ml de lait végétal ou de vache (pour la texture)
- Légumes verts au choix (remplir l'assiette)

PHASE 3 (JOURS 61-90)

LES JOURS DE REPOS

❖ <u>Petit-déjeuner</u> (20g de glucides) :

SANDWICH PROTÉINÉ + THÉ/CAFÉ :

-   2 tranches de Pain de Mie complet Weight Watchers
-   1 vache qui rit (légère de préférence)
-   2 œufs entiers (cuits à la poêle ou dans l'eau bouillante)
-   1 tranche de blanc de dinde/poulet/jambon
-   1 café noir (avec 50ml de lait si vous voulez) ou un thé vert

OMELLETTE AU FROMAGE + FRUIT + THÉ/CAFÉ :

-   1 cuillère à café d'huile d'olive (pour cuisson)
-   2 œufs entiers + 1 blanc d'œuf (cuits à la poêle)
-   1 tranche (20-25g) de fromage (voir liste) ou de dinde/poulet/jambon
-   Choisir 1 gros fruit : banane/pomme/pêche/poire/orange
-   1 café noir ou un thé vert (avec 1 cuillère à café de miel/sucre en option)

TOAST BEURRE DE CACAHUÈTE + FROMAGE BLANC + THÉ/CAFÉ :

-   1 tranche de Pain de Mie complet Weight Watchers
-   1 cuillère à café de beurre de cacahuète
-   150g de fromage blanc
-   55g de fruits rouges ou 60g de melon ou 1 cuillère à café de sirop d'agave
-   1 café noir ou un thé vert

PORRIDGE FLOCONS D'AVOINE + THÉ/CAFÉ :

-   150ml de lait (végétal ou animal) ou 160g de fromage blanc
-   15g de flocons d'avoine
-   1 cuillère à soupe sirop d'agave ou 1 cuillère à café de miel/sirop d'érable
-   1 café noir ou un thé vert

❖ <u>Snacks</u> (5g de glucides) :

COTTAGE CHEESE + FRUIT :

- 200g de cottage cheese
- 1 prune ou 1 abricot ou 65g de fraises ou 60g de melon

PETITE SALADE DE CRUDITÉS + THON ou TOFU :

- Quelques feuilles de salade verte ou de choux blanc/rouge/chinois
- 1 tomate (coupée en morceaux)
- ¼ de concombre
- 1 conserve de thon (trempé dans l'eau) ou 120g de tofu (cru)
- Herbes au choix

FROMAGE BLANC :

- 100g de fromage blanc
- 1 cuillère à café de sirop d'agave

NOIX :

- 30g de cacahuètes/amandes/noix de Grenoble

SHAKER DE PROTÉINE + 1 FRUIT :

- 1 scoop (25-30g) de votre protéine en poudre mélangé dans de l'eau
- 1 prune ou 1 abricot ou 65g de fraises ou 60g de melon

❖ <u>Repas midi & soir</u> (25g de glucides) :

PÂTES COMPLÈTES/RIZ/QUINOA + POULET/DINDE/BŒUF HACHÉ + LÉGUMES VERTS :

- 90g de pates complètes/riz/quinoa (cuit)
- 170g escalope de dinde/poulet (cuite) ou 200g de bœuf haché (cuit)
- Légumes verts au choix (remplir l'assiette)

BOULGOUR/SARRASIN + POISSON + LÉGUMES VERTS :

- 125g de boulgour ou sarrasin (cuit)
- 185g de saumon ou truite (cuit) ou 200g de colin/cabillaud/crevettes (cuit)
- Légumes verts au choix (remplir l'assiette)

COUSCOUS LÉGUMES + POULET/DINDE :

- 95g de semoule (cuite)
- 15g de pois chiches (cuits dans l'eau ou en conserve)
- 35g de carottes (cuites) ou 30g de citrouille (cuite)
- 170g escalope de dinde/poulet (cuite)
- Légumes verts au choix (remplir l'assiette)

TOAST BURGER + SALADE :

- 2 tranches de Pain de Mie complet Weight Watchers
- 1 steak de bœuf (≈100g) ou 100g d'escalope de dinde/poulet (cuite)
- 1 œuf entier (cuit à la poêle)
- 1 tranche (20-25g) de fromage (voir liste)
- Salade + 2 tomates + ½ oignon + ¼ de concombre + 40g de maïs et de carottes crues

MAXI SALADE DE CRUDITÉS PROTEINÉE + FRUITS

- Feuilles de salade verte ou de choux blanc/rouge/chinois
- 2 ou 3 tomates (coupées en morceaux)
- 40g de maïs
- 35g de carottes (crues et râpées)
- 30g de pois chiches (cuits dans l'eau ou en conserve) ou 65g de germes de soja
- ¼ de concombre
- 2 œufs durs (entiers et bouillis)
- 1 conserve de thon/sardines (trempé dans l'eau) ou 150g de tofu (cru)
- Herbes au choix / 1 cuillère à café d'huile d'olive ou colza (en option)
- 110g de fruits rouges ou 2 abricots ou 2 prunes ou 120g de melon

OMELLETTE + SAUTÉE DE LÉGUMES AUX CREVETTES/FRUITS DE MER :

- 1 cuillère à café d'huile d'olive (pour cuisson)
- 2 œufs entiers + 1 blanc d'œuf (cuits à la poêle) + herbes au choix
- Légumes verts au choix (courgettes, brocolis, petit pois, haricots verts…)
- ½ oignon
- 140g de poivrons
- 80-100g de champignons
- 75g de carottes (cuites)
- 100-120g de moules décortiquées ou 150g de fruits de mer

LENTILLES/ POIS CASSÉS/HARICOTS + VIANDE/ŒUFS (OPTIONNEL) + LÉGUMES VERTS :

- 125g de lentilles/pois cassés/haricots blancs ou rouges (cuits)
- 60-80g escalope de dinde/poulet (cuite) ou 2 œufs (durs ou au plat)
- Légumes verts au choix (remplir l'assiette)

PURÉE DE SOJA ET PATATES + LÉGUMES VERTS :

- 125g de graines de soja (cuites et mâchées)
- 75g de patates normales/douces (≈1 moyenne cuite et mâchée)
- 50-75ml de lait végétal ou de vache (pour la texture)
- Légumes verts au choix (remplir l'assiette)

REMERCIEMENTS

Cher lecteur,

Je tiens tout d'abord à vous remercier de soutenir mon travail en ayant acheté mon livre « *Perdre du gras sans compter vos calories : plan alimentaire de 90 jours* ».

J'espère que vous atteindrez votre objectif et que ce livre vous a appris beaucoup de choses afin d'améliorer votre alimentation. Si c'est le cas, veuillez **laisser un commentaire** sur le site internet où vous l'avez acheté/obtenu car votre soutien compte pour moi.

J'aimerais également remercier toutes les personnes qui m'ont soutenu et encouragé dans la conception de ce plan alimentaire.

Enfin, si vous avez **des questions** concernant le livre ou si vous êtes intéressé par un **coaching d'entraînement personnalisé** pour atteindre vos objectifs, vous pouvez me contacter par e-mail à : truefitnessknowledge@gmail.com

Vous pouvez également **coupler ce plan alimentaire** avec des **conseils entrainement** issus de **mon 1er livre** en cliquant sur ce lien : https://www.amazon.fr/dp/B074FWGNBM

Retrouvez-moi sur Instagram, Facebook et Youtube :

https://www.instagram.com/truefitnessknowledge/
https://www.facebook.com/TrueFitnessKnowledge/
https://www.youtube.com/channel/UC4D8giVfKV12kOFKu8I_vBQ/

Je vous remercie encore en espérant que ce livre vous a été utile.

Remarque importante : si vous avez acheté **la version eBook** et que vous voulez **la version PDF**, envoyez-moi un e-mail. Je me ferai un plaisir de vous l'envoyer.

À PROPOS DE L'AUTEUR

TrueFitness Knowlegde est un préparateur physique / Fitness coach expérimenté aidant les gens à atteindre leurs objectifs dans le domaine de l'entrainement et de la nutrition.

Doté d'un Master 2 en Science du Sport, il vous partage ses connaissances de façon simplifiée via ses **posts** Instagram et Facebook, ses **eBooks** ainsi que sa **chaine YouTube**.

https://www.instagram.com/truefitnessknowledge/

https://www.facebook.com/TrueFitnessKnowledge/

https://www.youtube.com/channel/UC4D8giVfKV12kOFKu8I_vBQ/

TrueFitness Knowlegde propose également des **programmes d'entraînement personnalisés** selon votre profil/expérience afin d'accomplir vos objectifs le plus efficacement possible.

Envoyez un e-mail pour obtenir plus d'informations !

→ truefitnessknowlegde@gmail.com

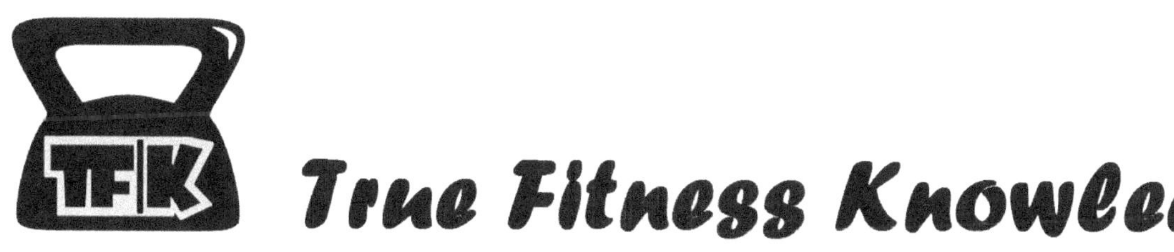

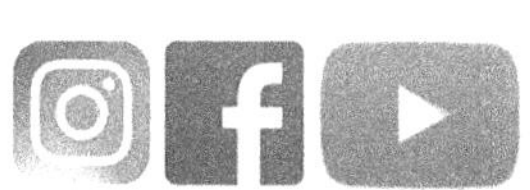

Apprendre - Appliquer - Réussir

RÉFÉRENCES

[1] https://www.ncbi.nlm.nih.gov/pubmed/10375057

[2] https://www.ncbi.nlm.nih.gov/pubmed/6347500

[3] https://www.ncbi.nlm.nih.gov/pubmed/15466943

[4] https://www.ncbi.nlm.nih.gov/pubmed/10193874

[5] https://www.ncbi.nlm.nih.gov/pubmed/18469287

[6] https://www.ncbi.nlm.nih.gov/pubmed/16002798

[7] https://www.ncbi.nlm.nih.gov/pubmed/14988451

[8] https://www.ncbi.nlm.nih.gov/pubmed/19153580

[9] https://www.ncbi.nlm.nih.gov/pubmed/18175733

[10] https://www.ncbi.nlm.nih.gov/pubmed/23739654

[11] https://www.ncbi.nlm.nih.gov/pubmed/11224660

[12] https://www.ncbi.nlm.nih.gov/pubmed/16129086

[13] https://www.ncbi.nlm.nih.gov/pubmed/12679447

[14] https://www.ncbi.nlm.nih.gov/pubmed/17228046

[15] https://www.ncbi.nlm.nih.gov/pubmed/17686957

[16] https://www.ncbi.nlm.nih.gov/pubmed/20107198

[17] https://www.ncbi.nlm.nih.gov/pubmed/17062810

[18] https://www.ncbi.nlm.nih.gov/pubmed/17556681

[19] https://www.ncbi.nlm.nih.gov/pubmed/15976148

[20] https://www.ncbi.nlm.nih.gov/pubmed/18031592

[21] https://www.ncbi.nlm.nih.gov/pmc/articles/PMC2699871/

[22] https://www.ncbi.nlm.nih.gov/pmc/articles/PMC2650077/

[23] https://www.ncbi.nlm.nih.gov/pubmed/14692598

[24] https://www.ncbi.nlm.nih.gov/pmc/articles/PMC3947396/

[25] http://www.fasebj.org/cgi/content/meeting_abstract/20/4/A618-c

[26] https://www.ncbi.nlm.nih.gov/pubmed/19661958

[27] https://www.ncbi.nlm.nih.gov/pubmed/14671205

[28] https://www.ncbi.nlm.nih.gov/pubmed/17519319

[29] https://www.ncbi.nlm.nih.gov/pubmed/25399031

[30] https://www.ncbi.nlm.nih.gov/pubmed/28818089

[31] https://www.ncbi.nlm.nih.gov/pubmed/18564298

[32] https://www.ncbi.nlm.nih.gov/pmc/articles/PMC2951287/

[33] https://www.ncbi.nlm.nih.gov/pmc/articles/PMC2398753/

[34] https://www.ncbi.nlm.nih.gov/pubmed/19538695

[35] https://www.ncbi.nlm.nih.gov/pubmed/11070333

[36] https://www.ncbi.nlm.nih.gov/pubmed/9626108

www.ingramcontent.com/pod-product-compliance
Lightning Source LLC
Chambersburg PA
CBHW080731260726
48660CB00010B/3800